COLECCIÓN JOEY'S HAT

Cómo hablar con los niños sobre la quimioterapia

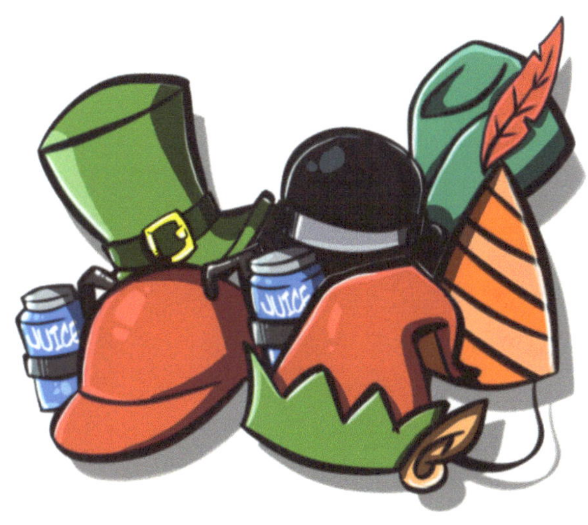

Por Deborah Ann Martin

Ilustrador Eric Bazemore

**Este libro está dedicado a mis hermanas uLMS:
Denise, Tina, Tammy y Sheila**

Para obtener más información sobre el leiomiosarcoma

A Joey y a su papá les encanta coleccionar sombreros. Algunos sombreros eran para disfrazarse, animar a sus equipos favoritos, jugar fingir, y otros eran para divertirse.

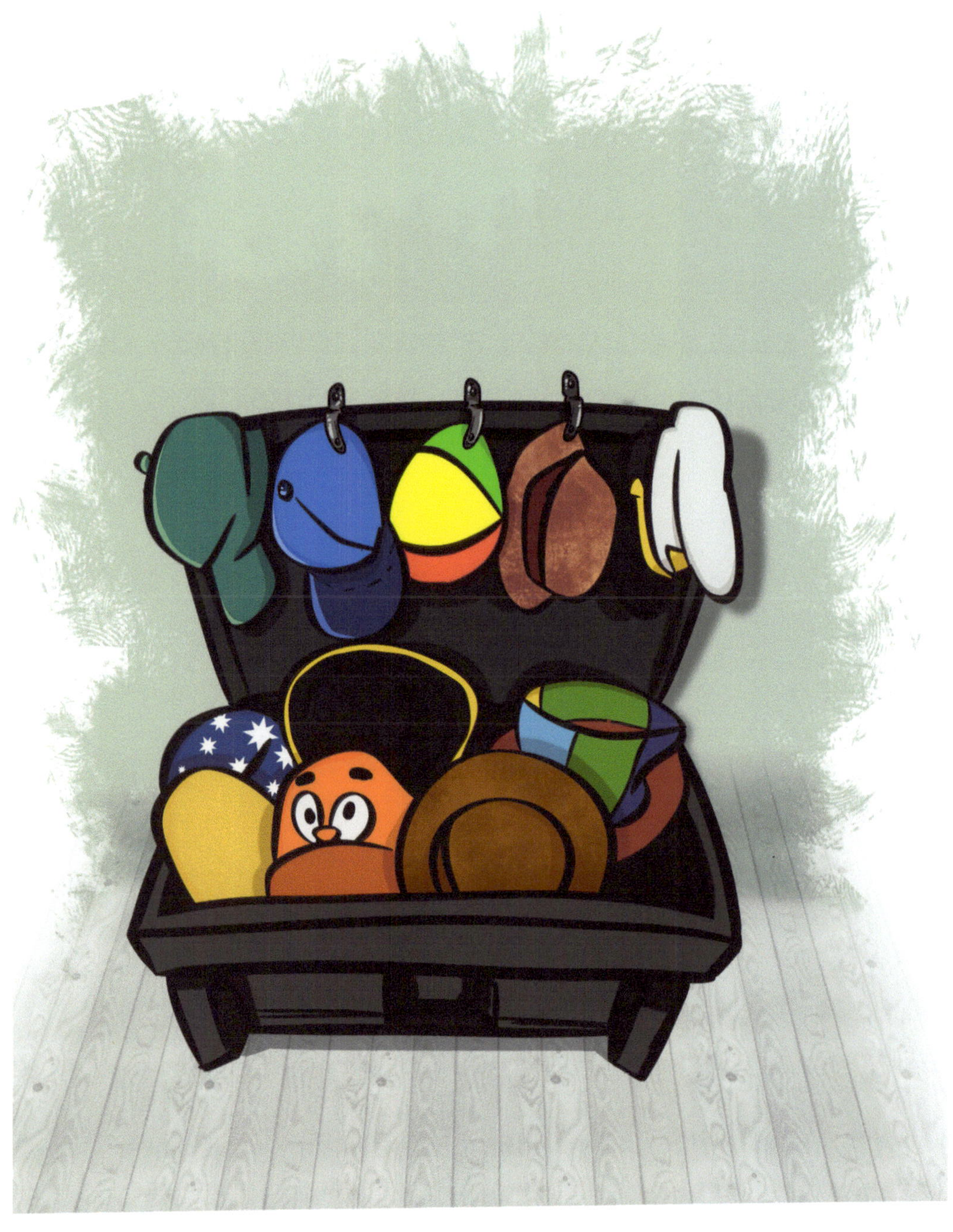

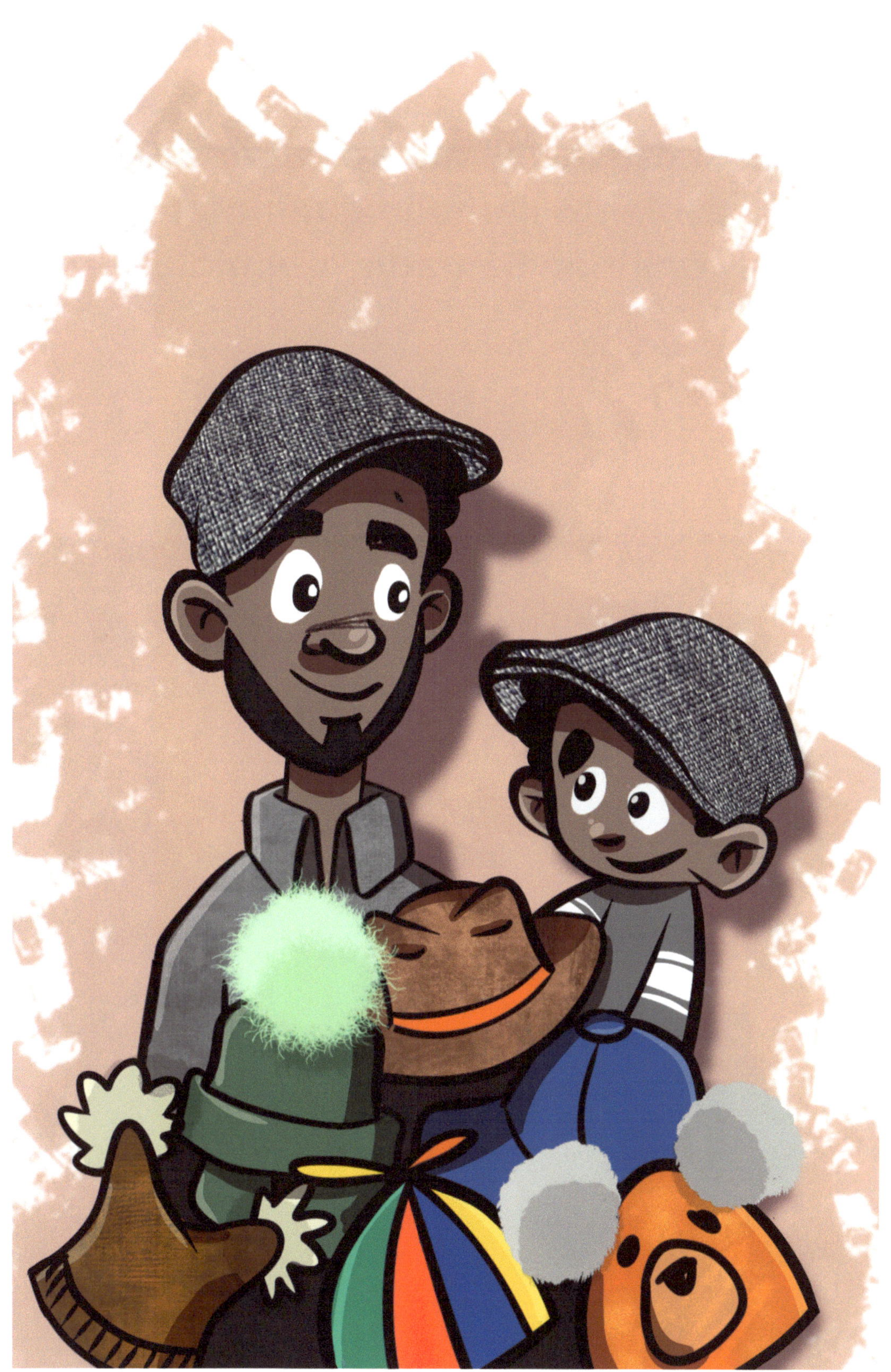

Un día, los padres de Joey se sentaron a decirle que su padre tenía una enfermedad llamada cáncer. El médico quería usar un tratamiento llamado quimioterapia, también llamado "quimio".

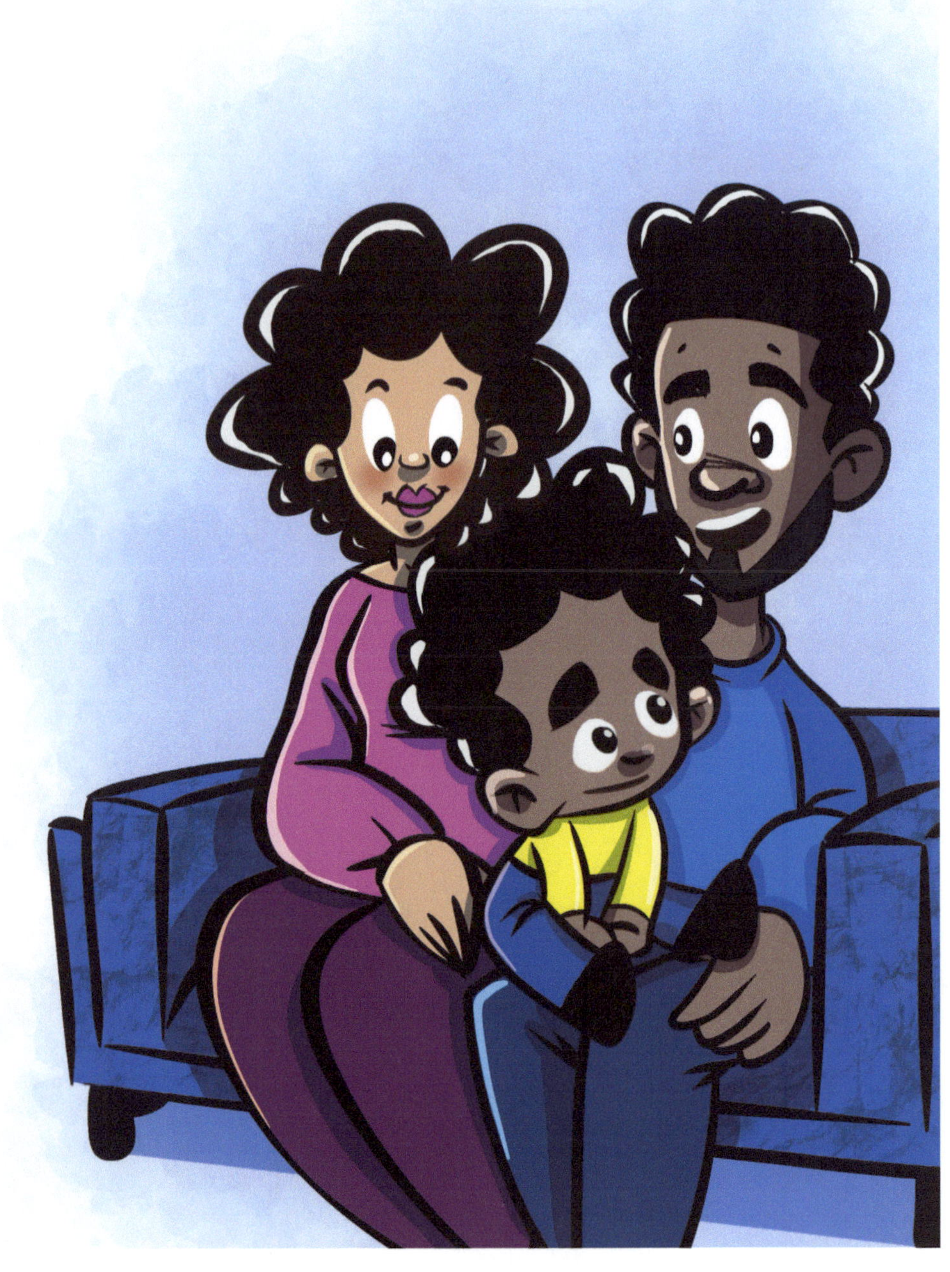

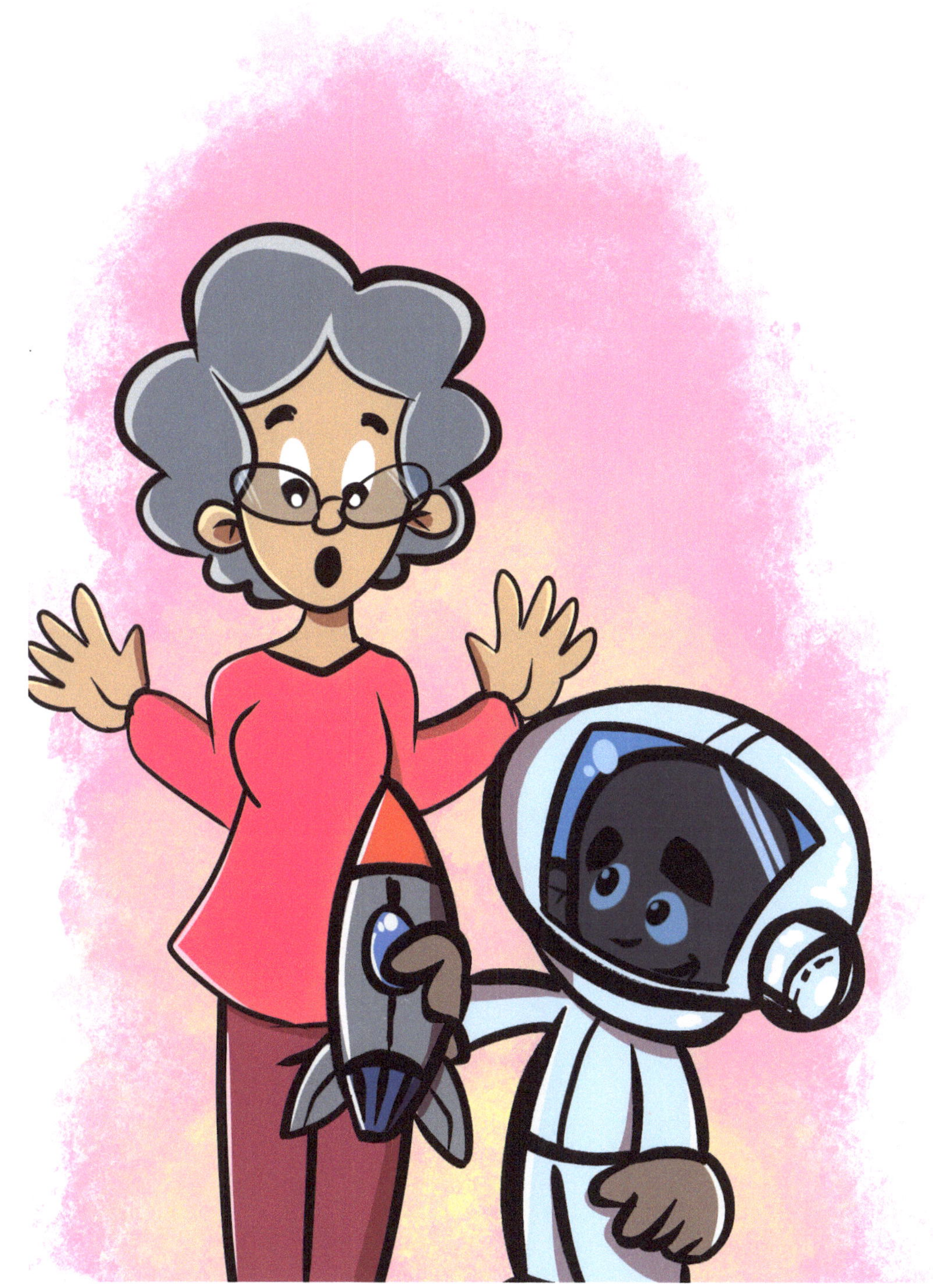

Sus padres lo llevaron a visitar a la abuela durante los tratamientos de quimioterapia de su padre. Ella jugaba y le daba bocadillos, mientras él hablaba de sus sentimientos.

Su papá fue al hospital para recibir tratamientos de quimioterapia. El médico dijo que la quimioterapia lo enfermaría, lo cansaría y, a veces, se olvidaría.

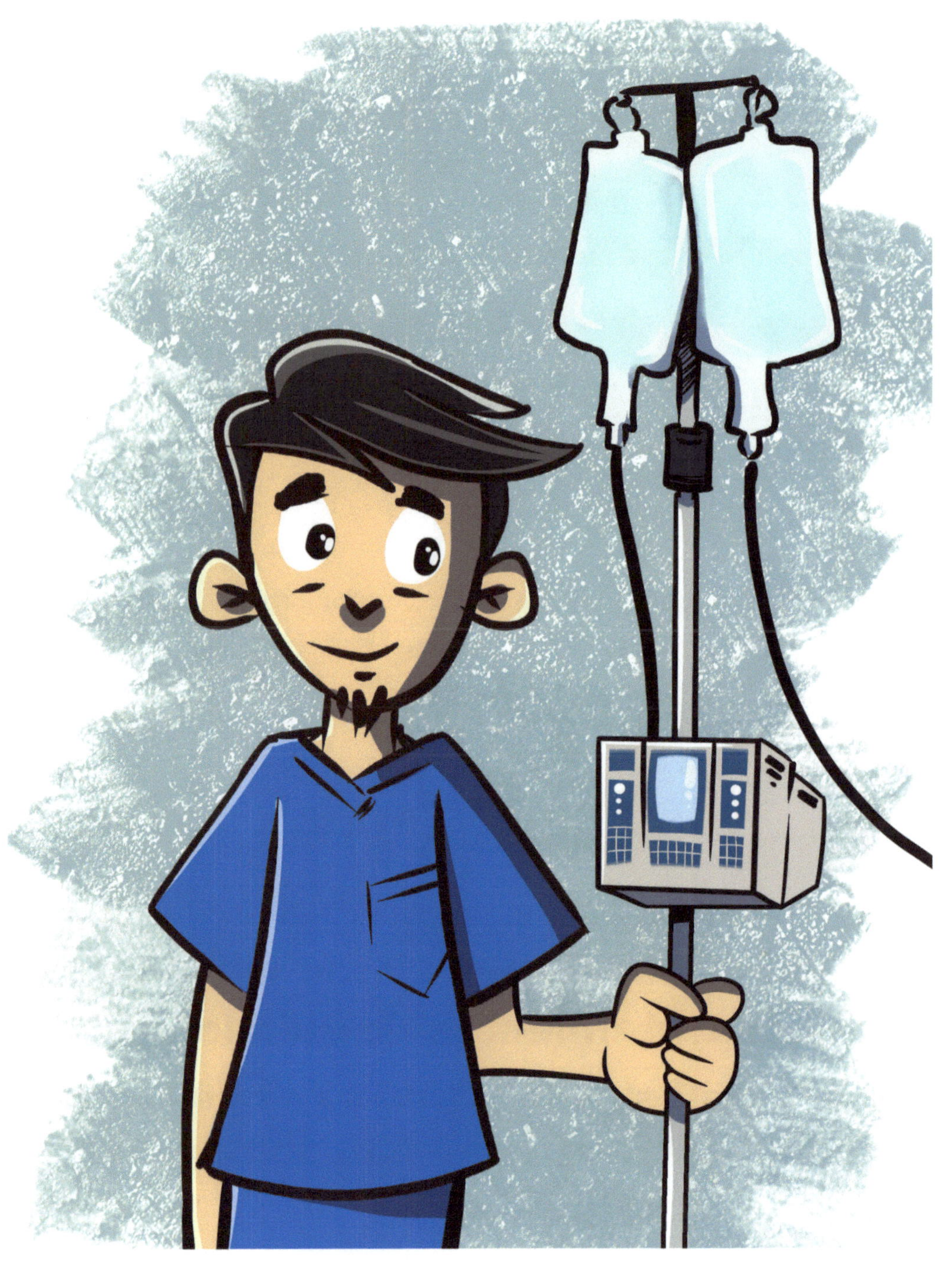

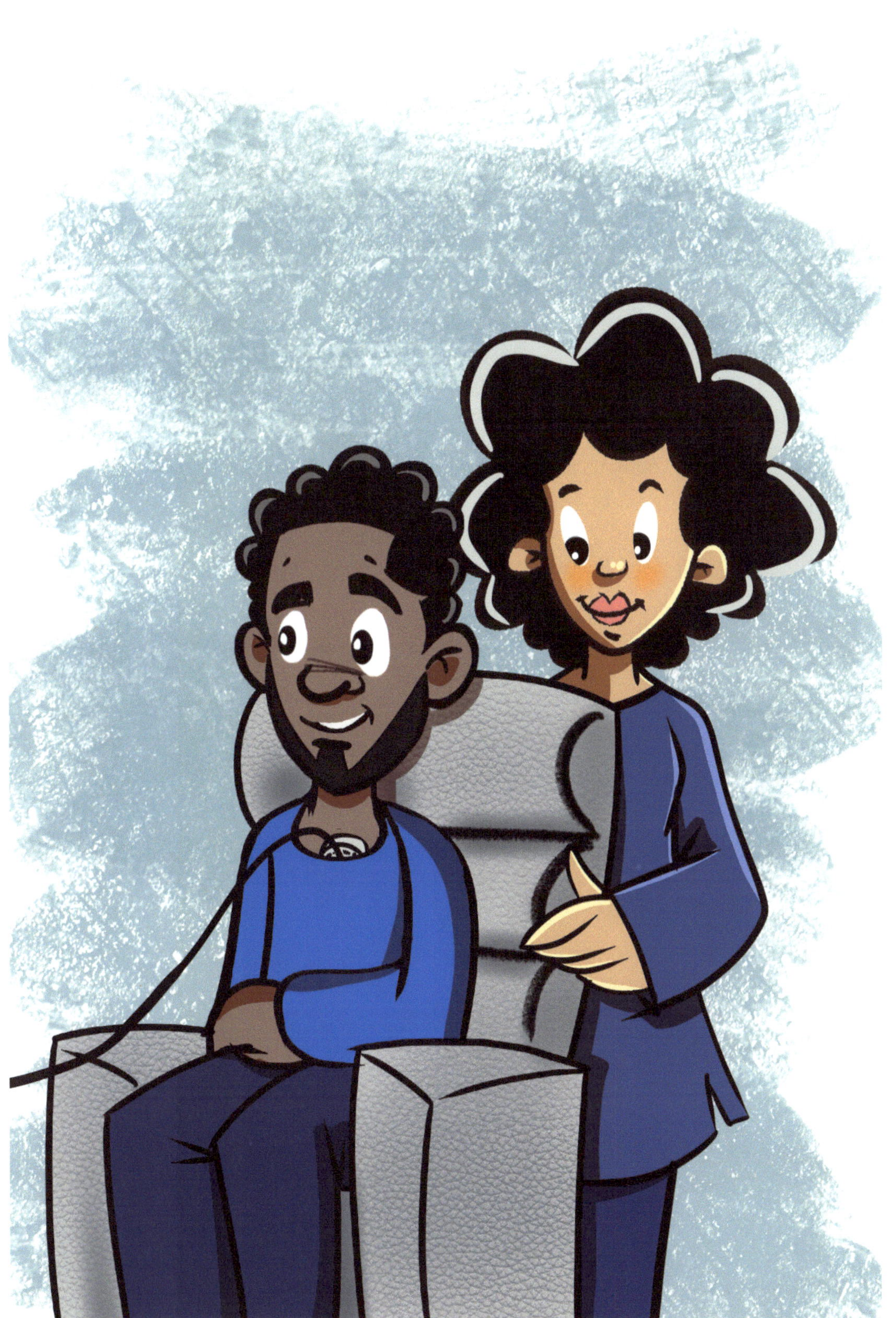

El padre de Joey se cortó el pelo cuando empezó a caerse. Joey quería parecerse a su padre, así que su padre también se cortó el pelo.

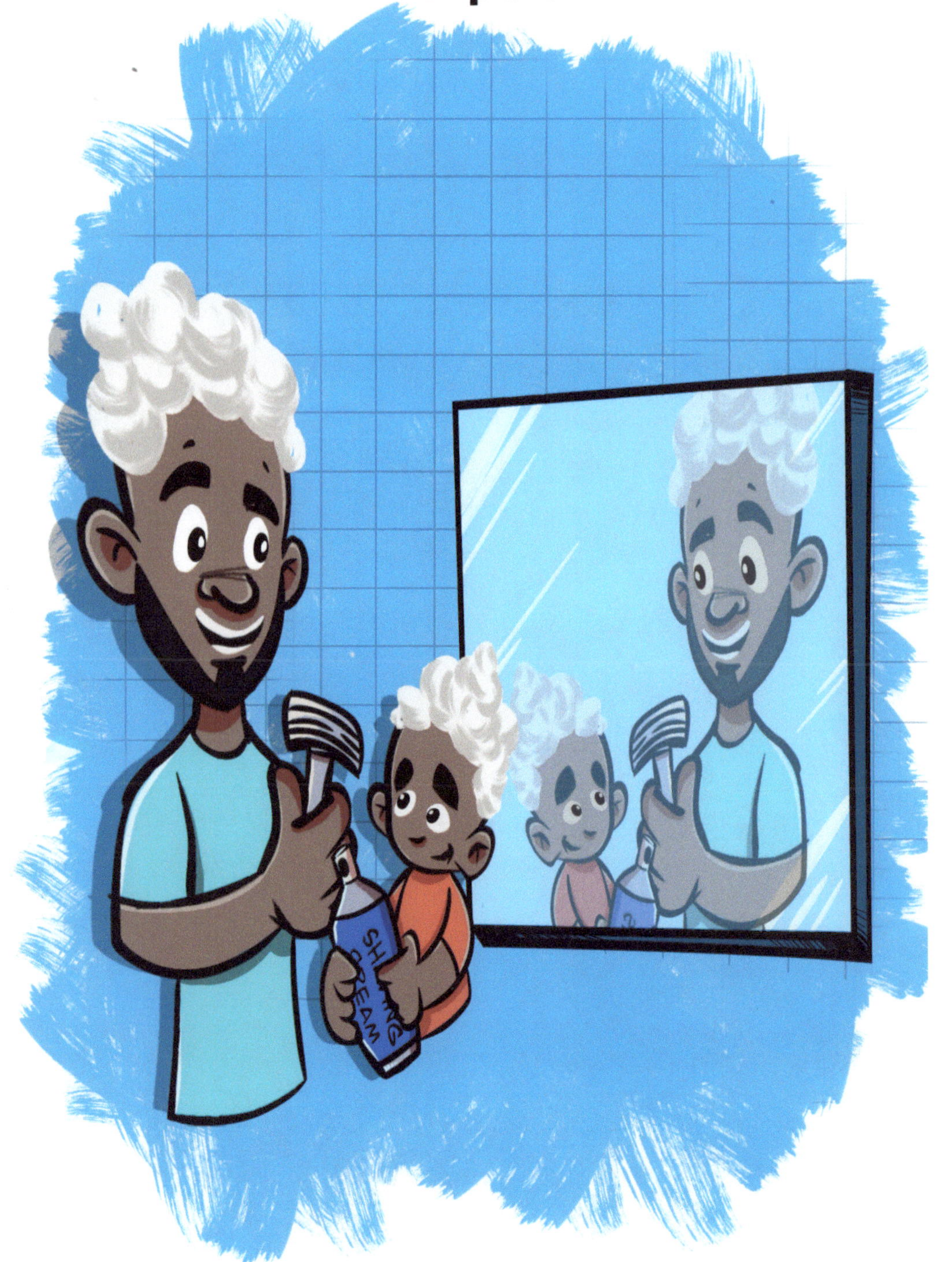

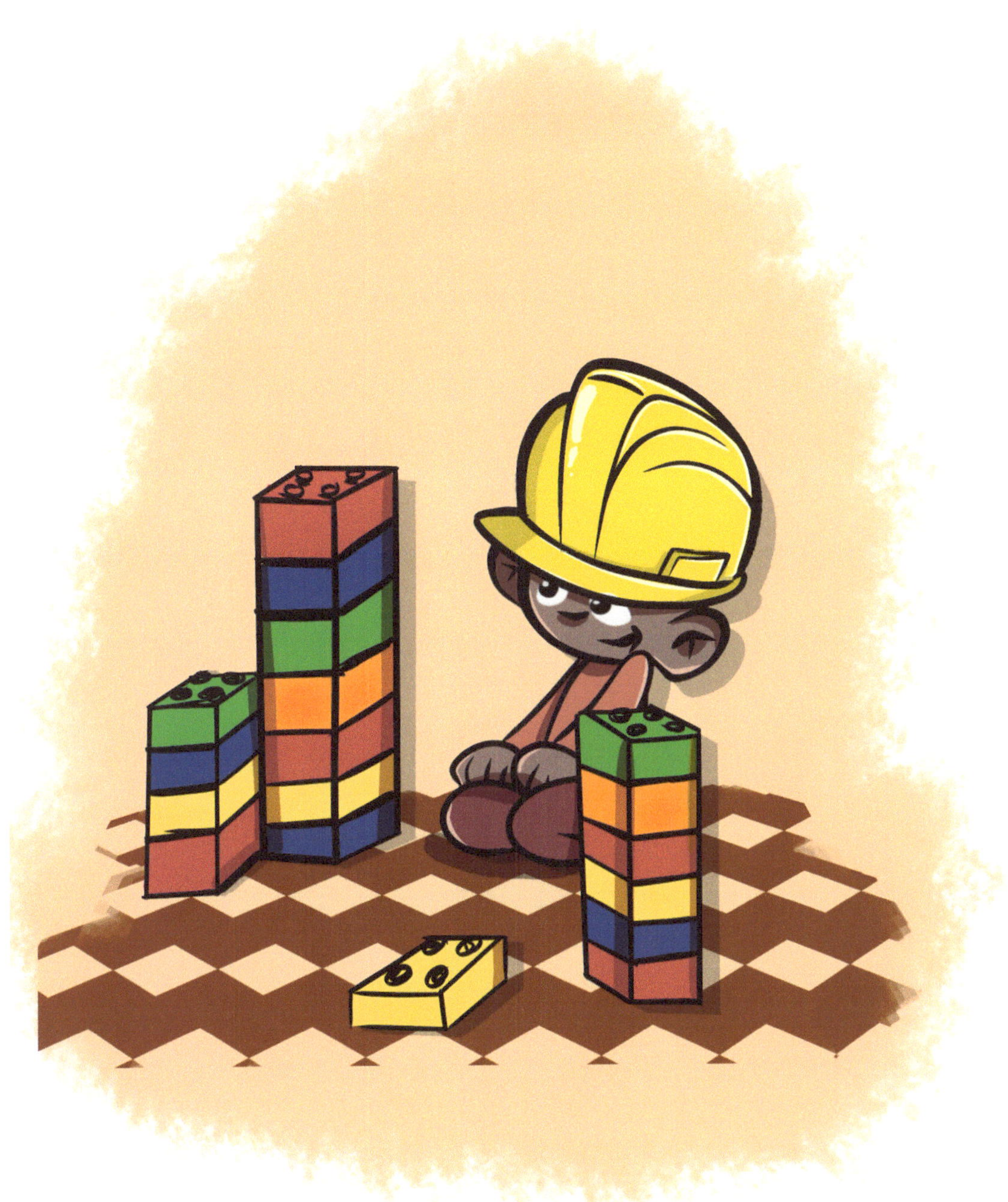

Su padre comenzó a sentirse mal y se fue a la cama después de la cena. Joey se puso su sombrero de construcción y jugó en silencio.

Cada vez que la mamá de Joey tenía que darle medicinas a su papá, Joey se ponía el sombrero de médico y le daba un poco de agua.

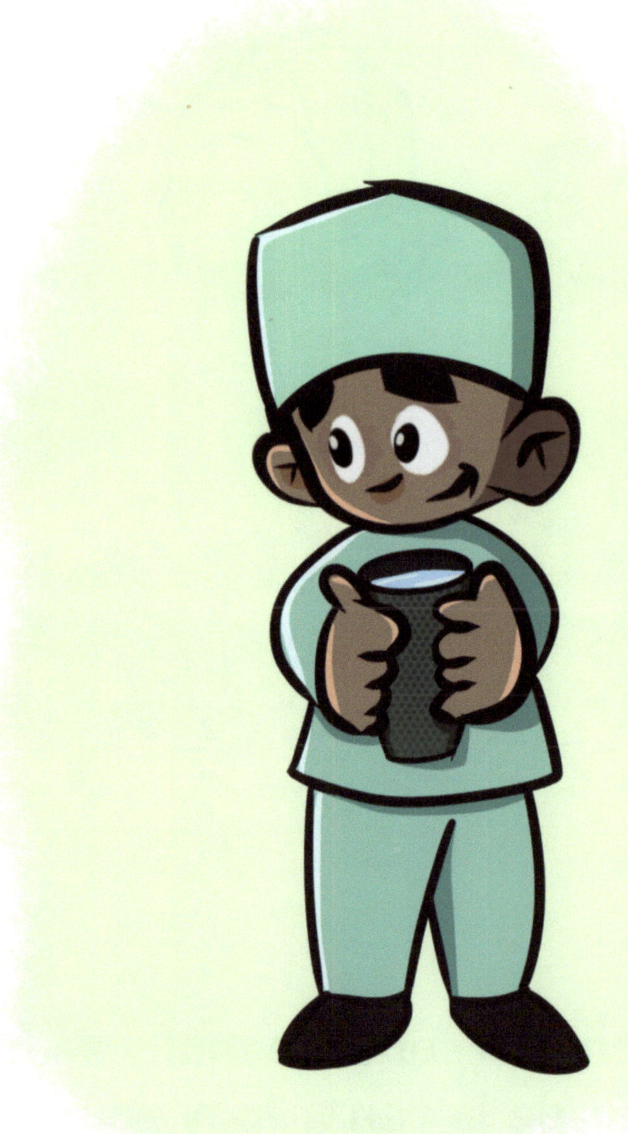

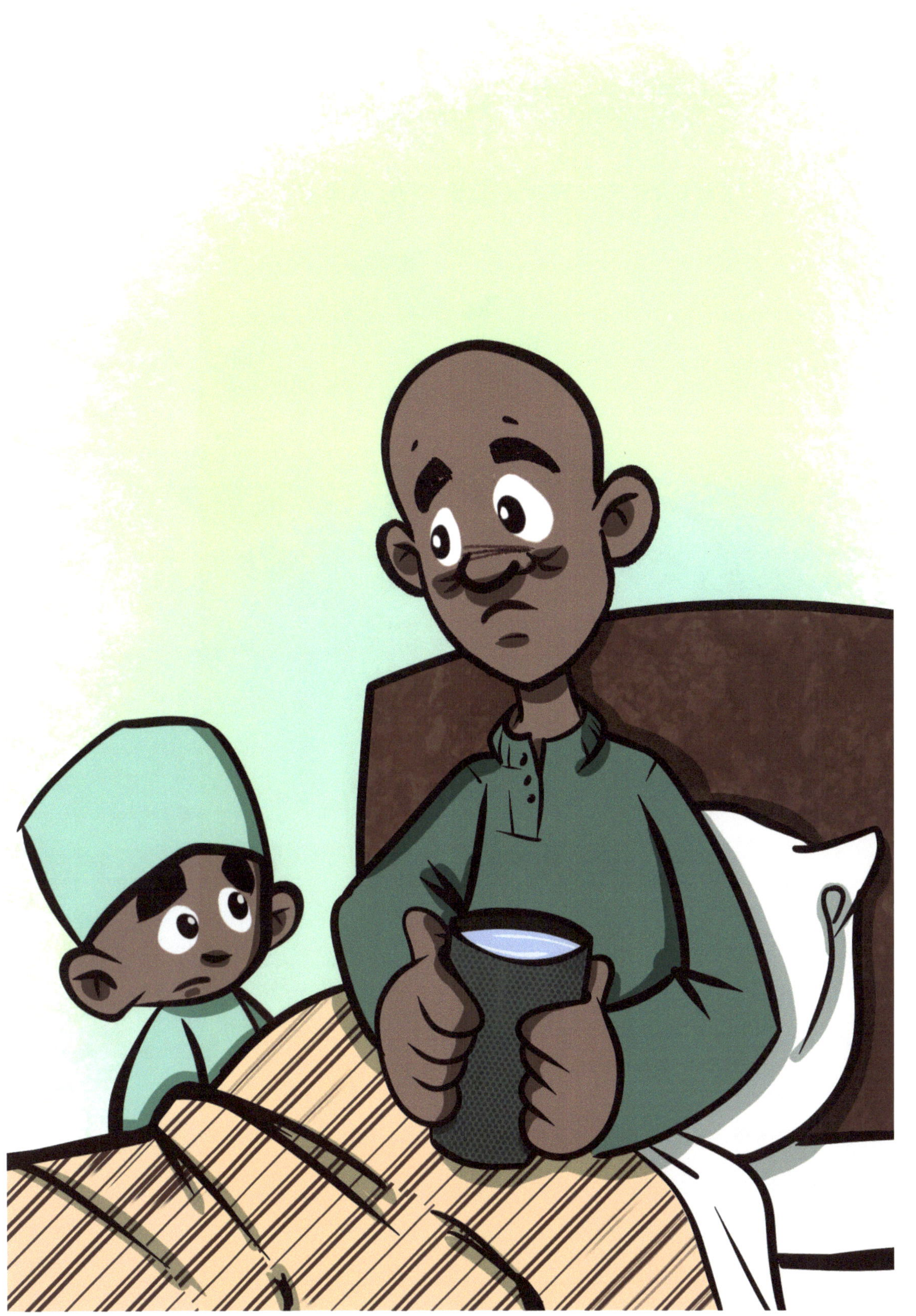

Comer era difícil para su papá porque la quimioterapia lo hacía sentir mal. Entonces, Joey se puso su sombrero de chef y ayudó a su mamá a preparar batidos de proteínas, frutas y nueces para regalarle.

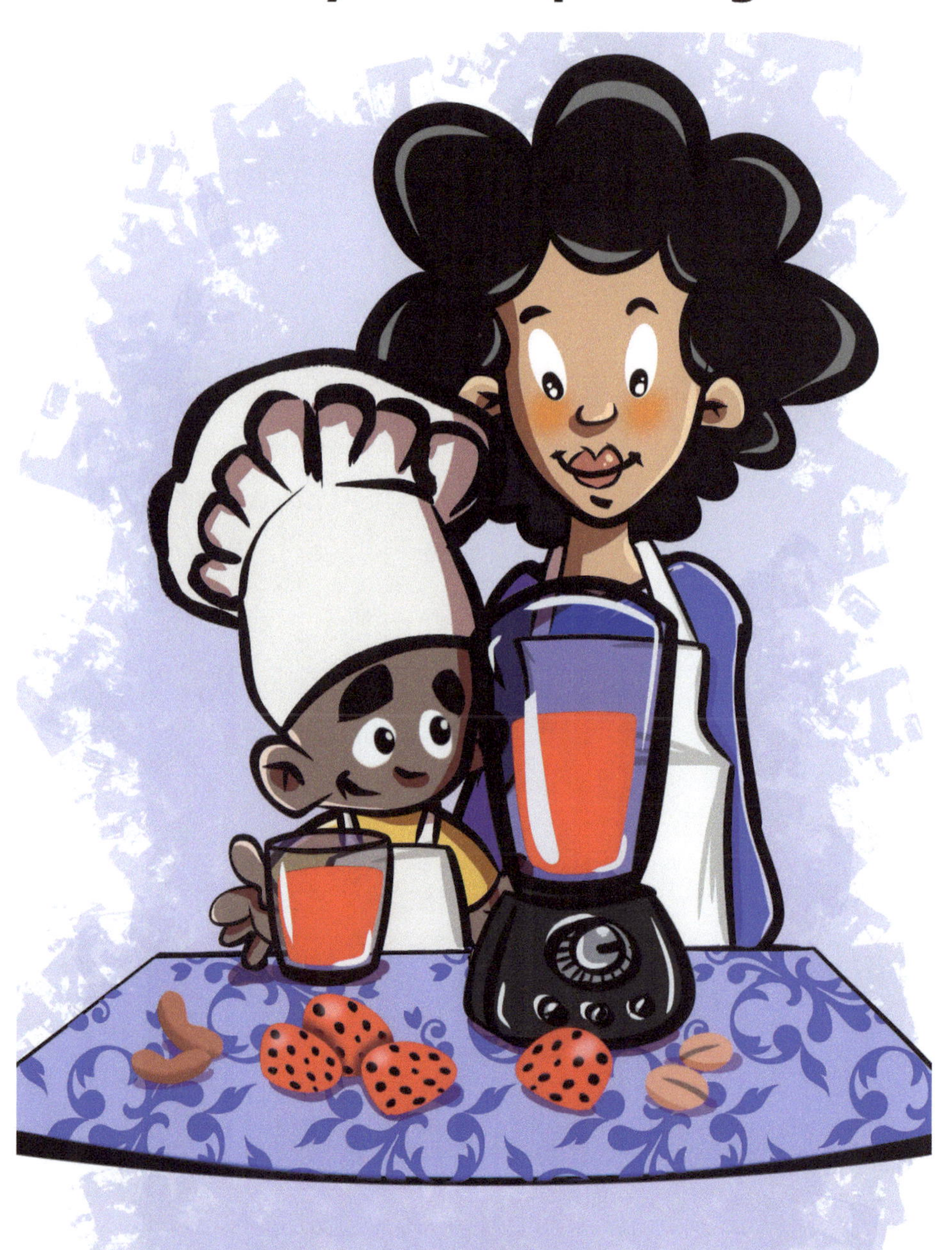

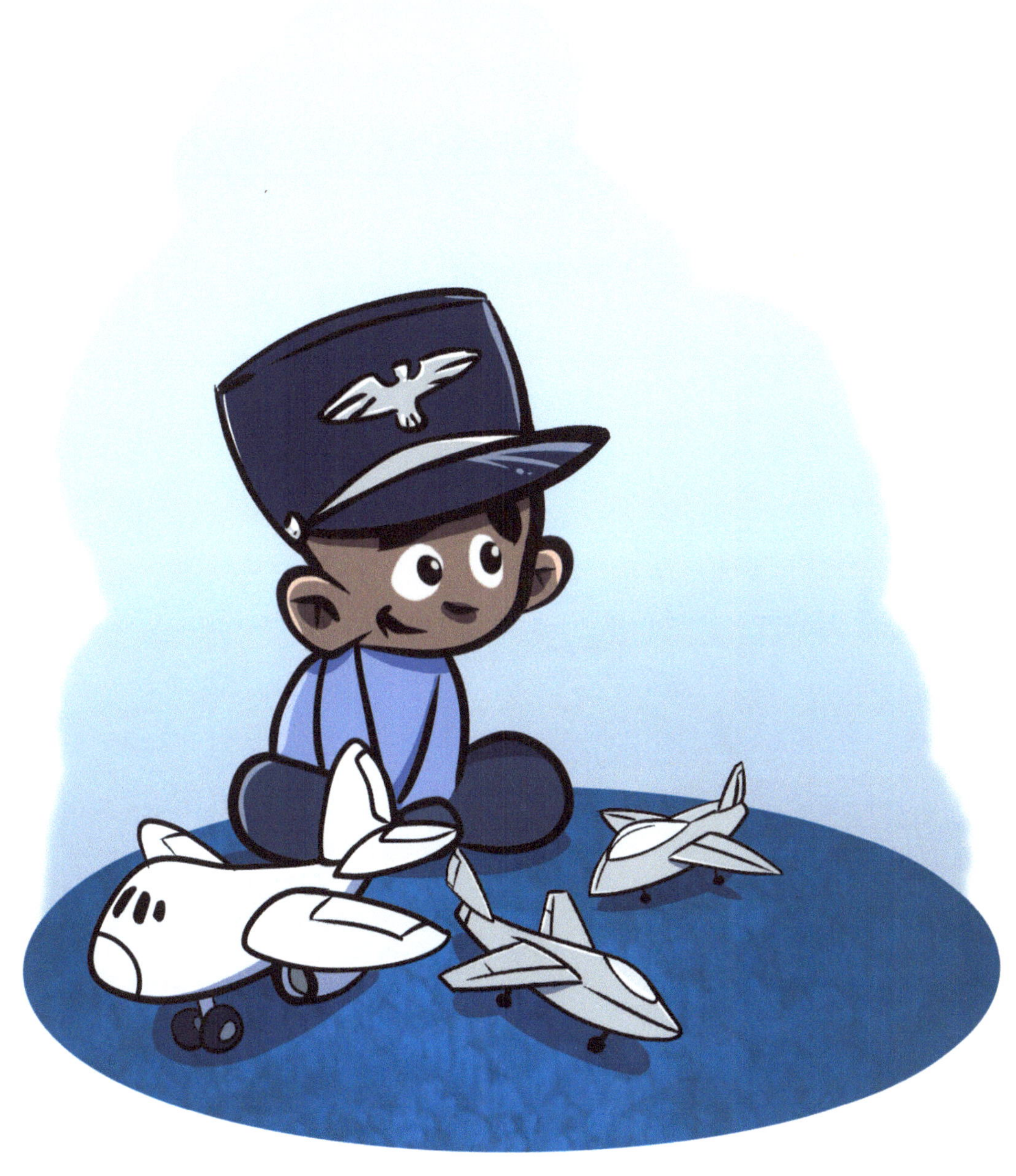

La quimioterapia también hizo que su papá se sintiera muy cansado. Mientras su padre descansaba, Joey se puso su sombrero de piloto y jugó.

A veces, Joey jugaba tranquilamente junto a su padre dormido. Cuando su padre se despertó, se alegró de ver a Joey jugando con sus sombreros.

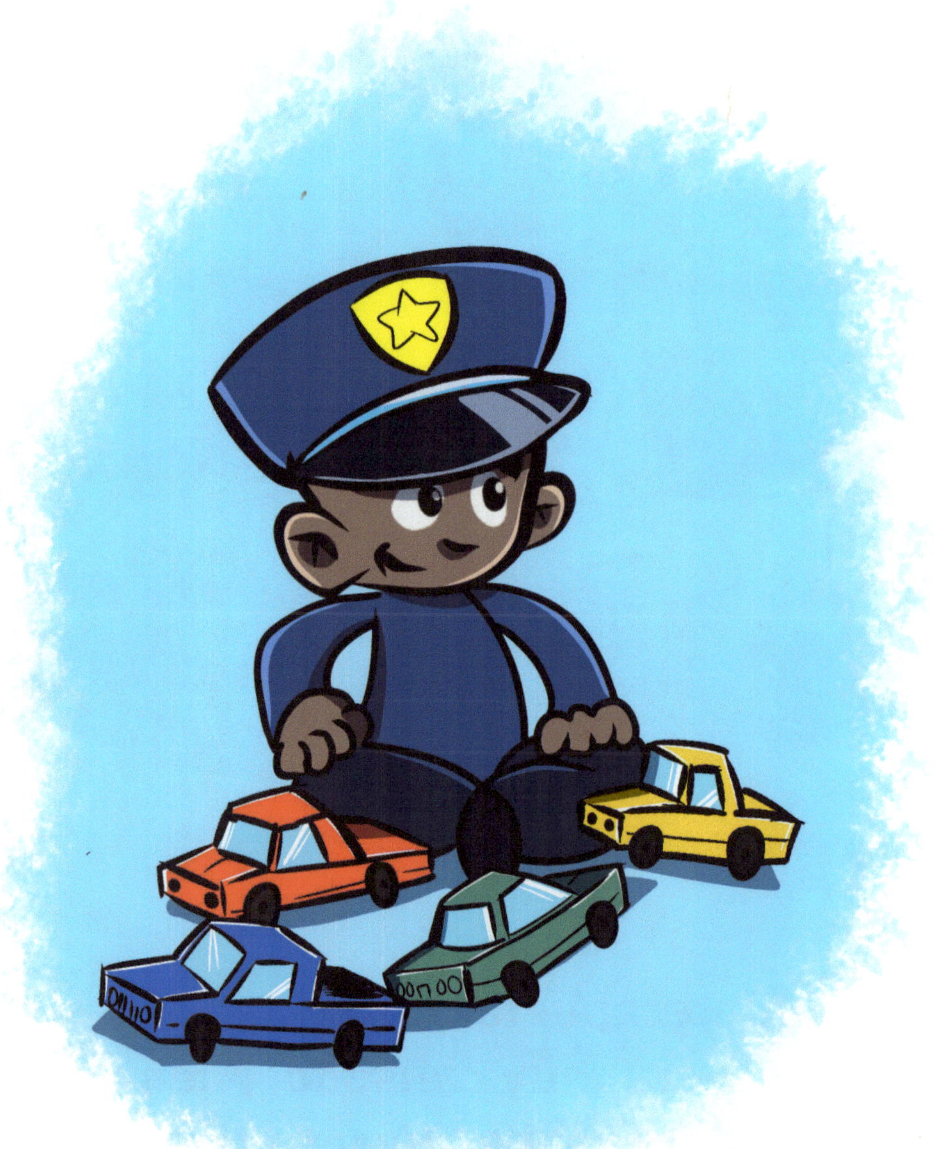

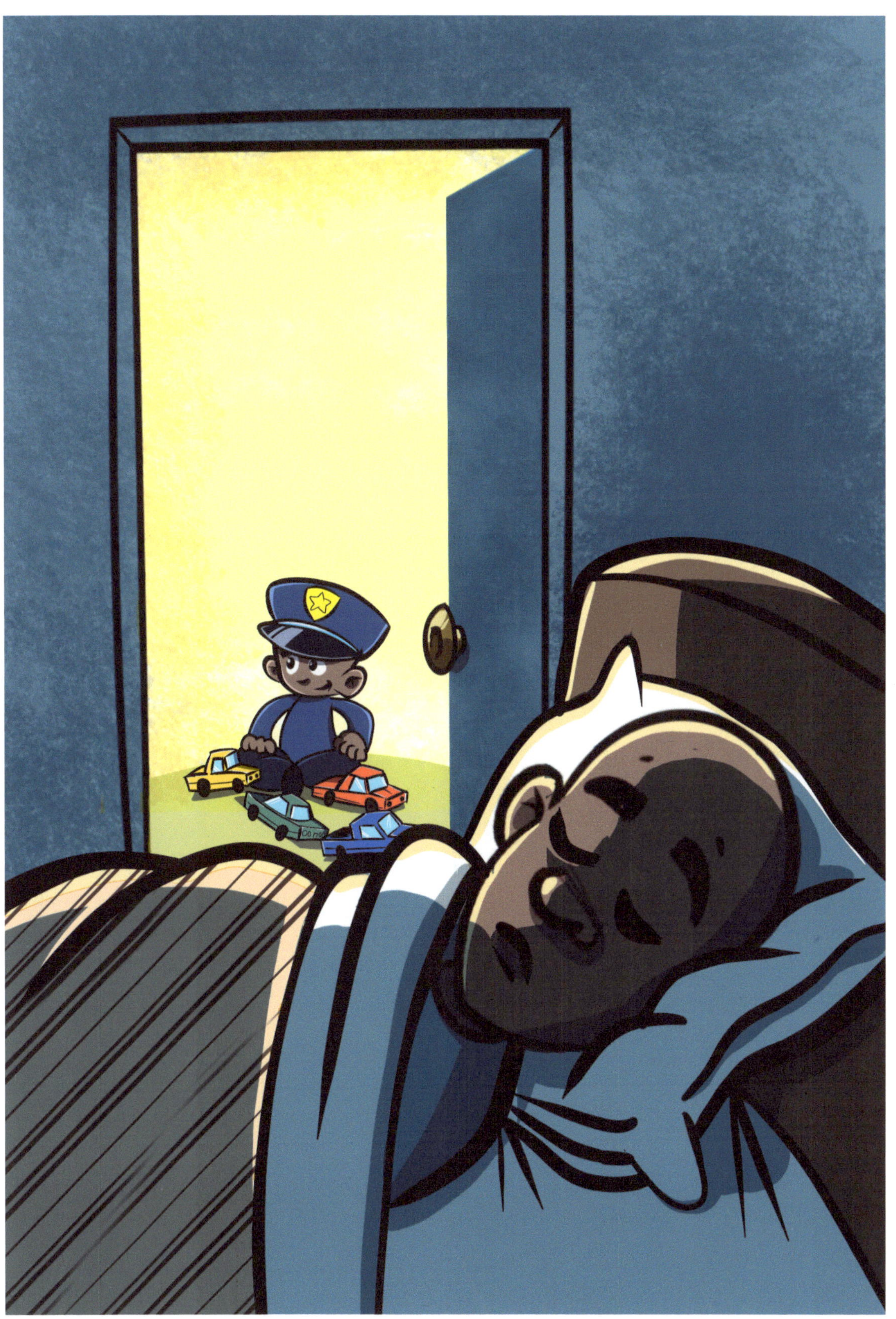

Joey odiaba dejar a su padre, pero tenía que ir a la escuela. Para su sorpresa, los niños de su clase llevaban sus sombreros favoritos.

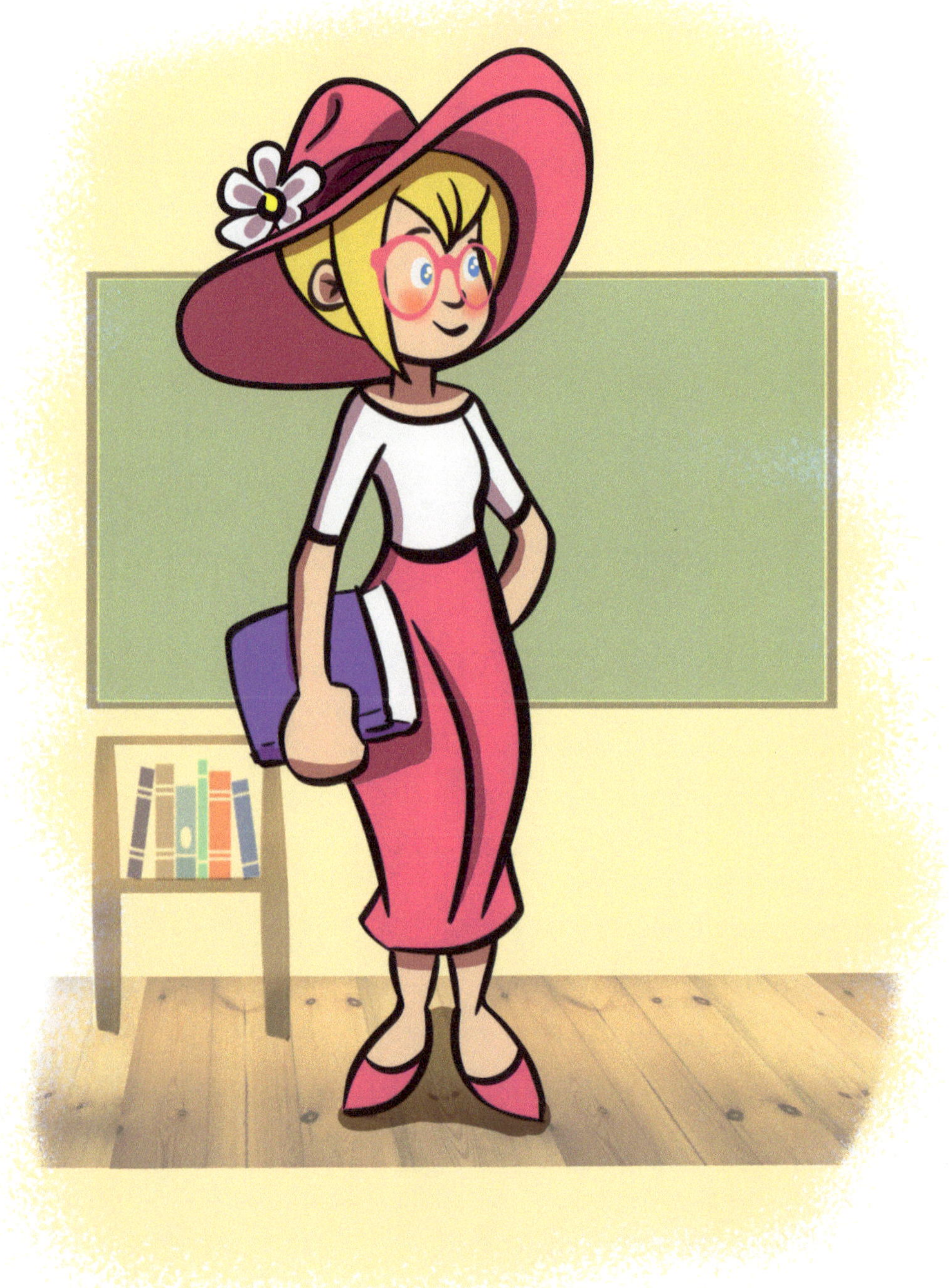

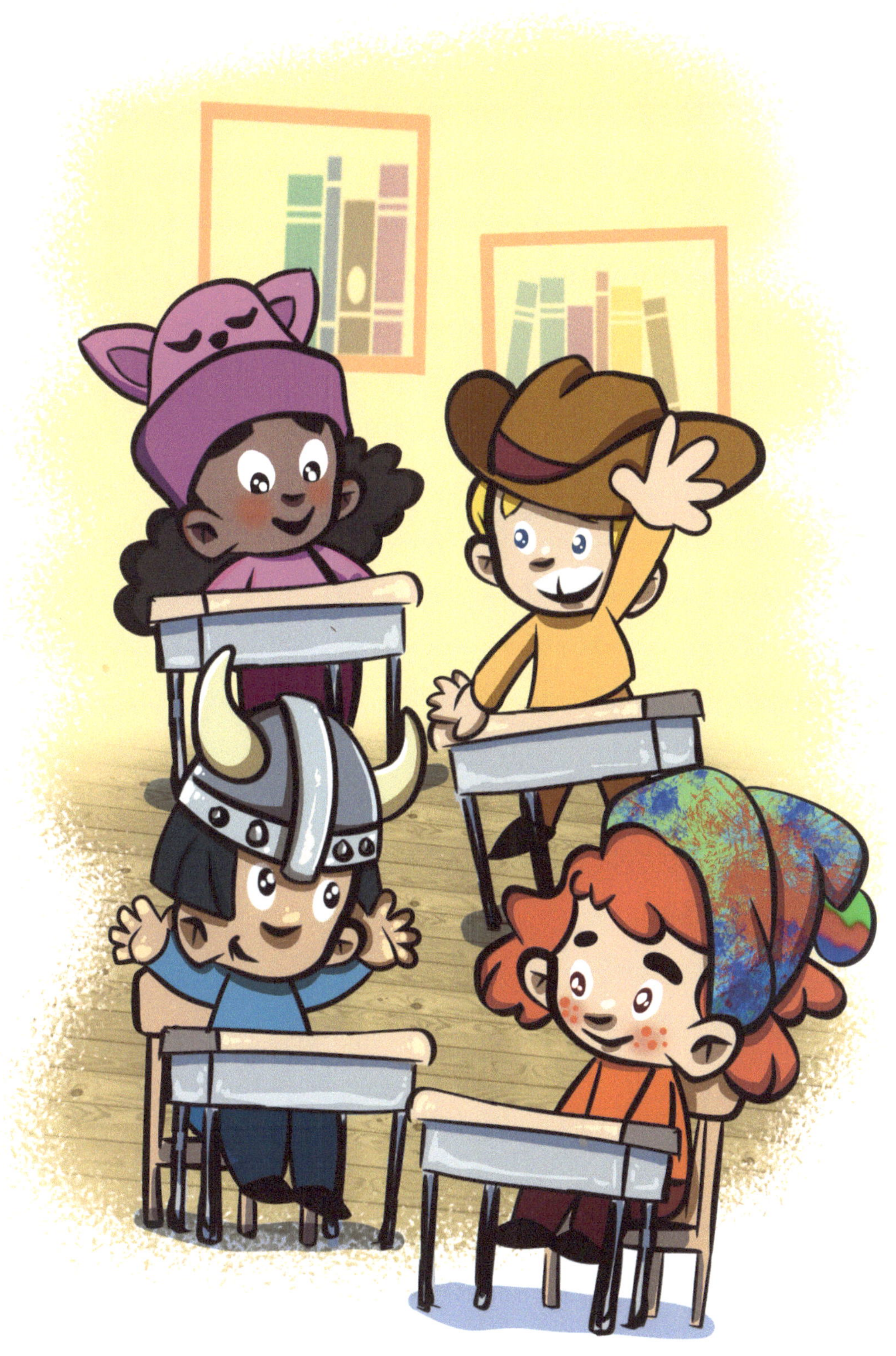

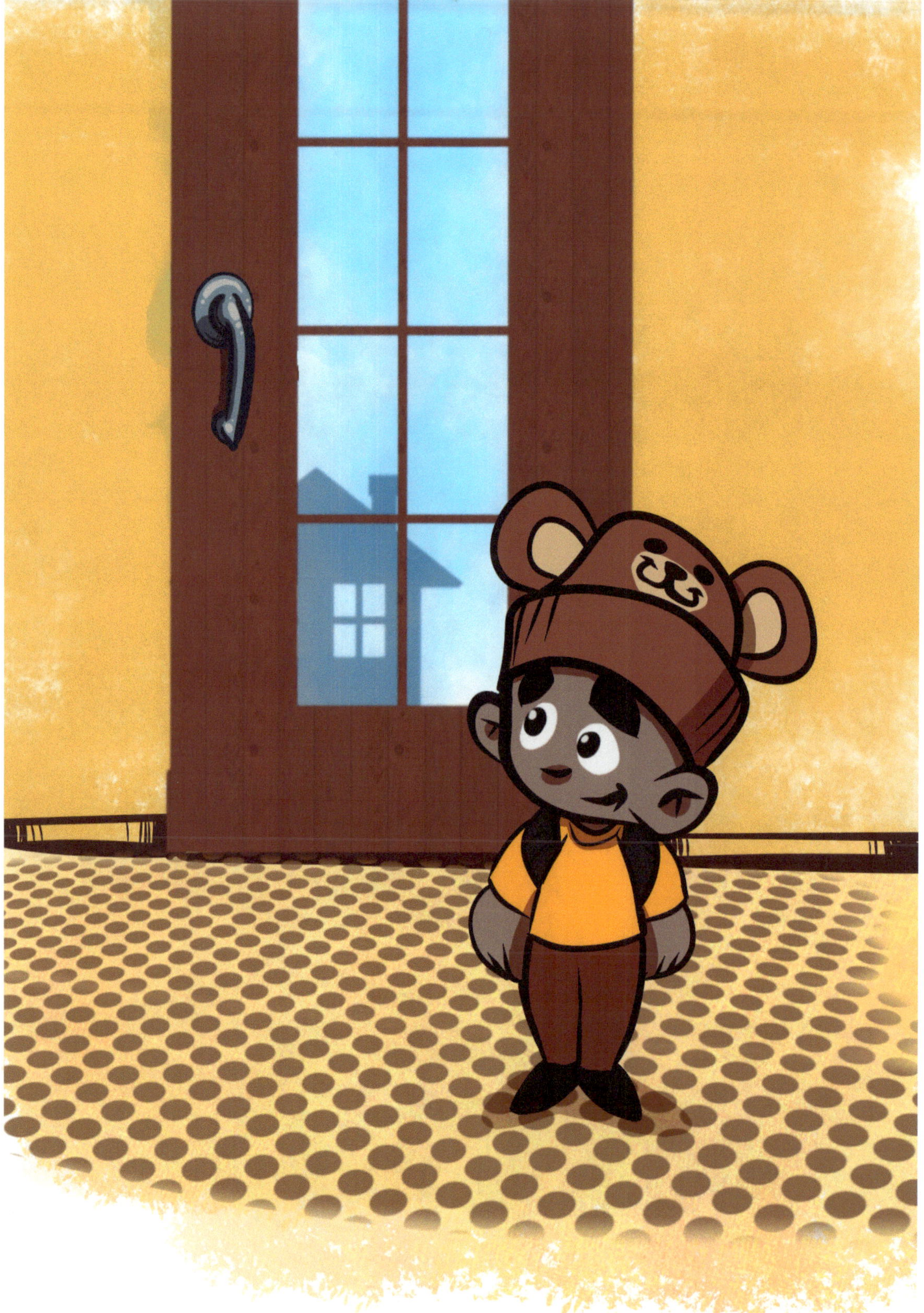

Cuando Joey llegó a casa de la escuela, su padre estaba esperando en el sofá para escuchar sobre su día.

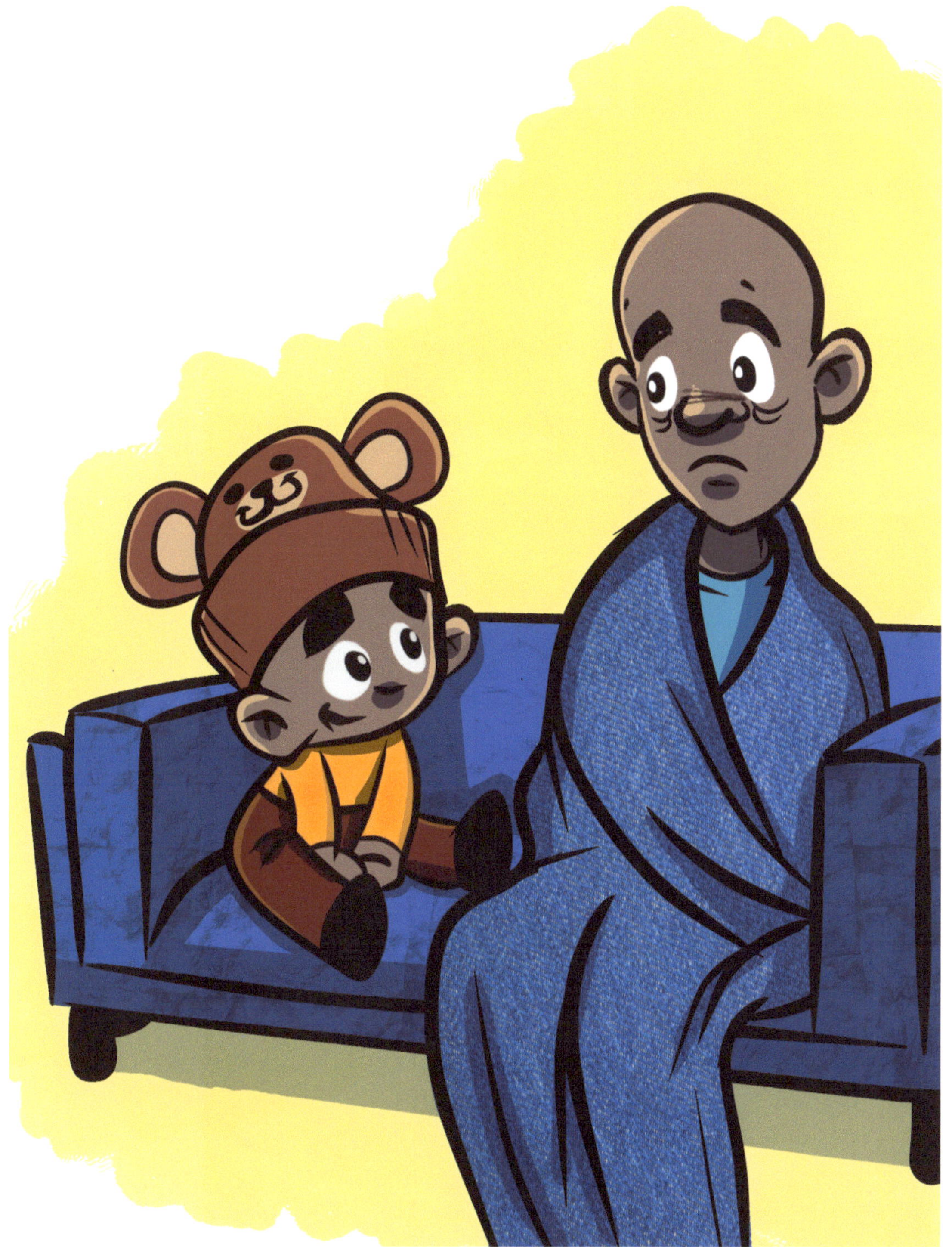

Su padre fingió que había un incendio para que el bombero Joey pudiera apagarlo.

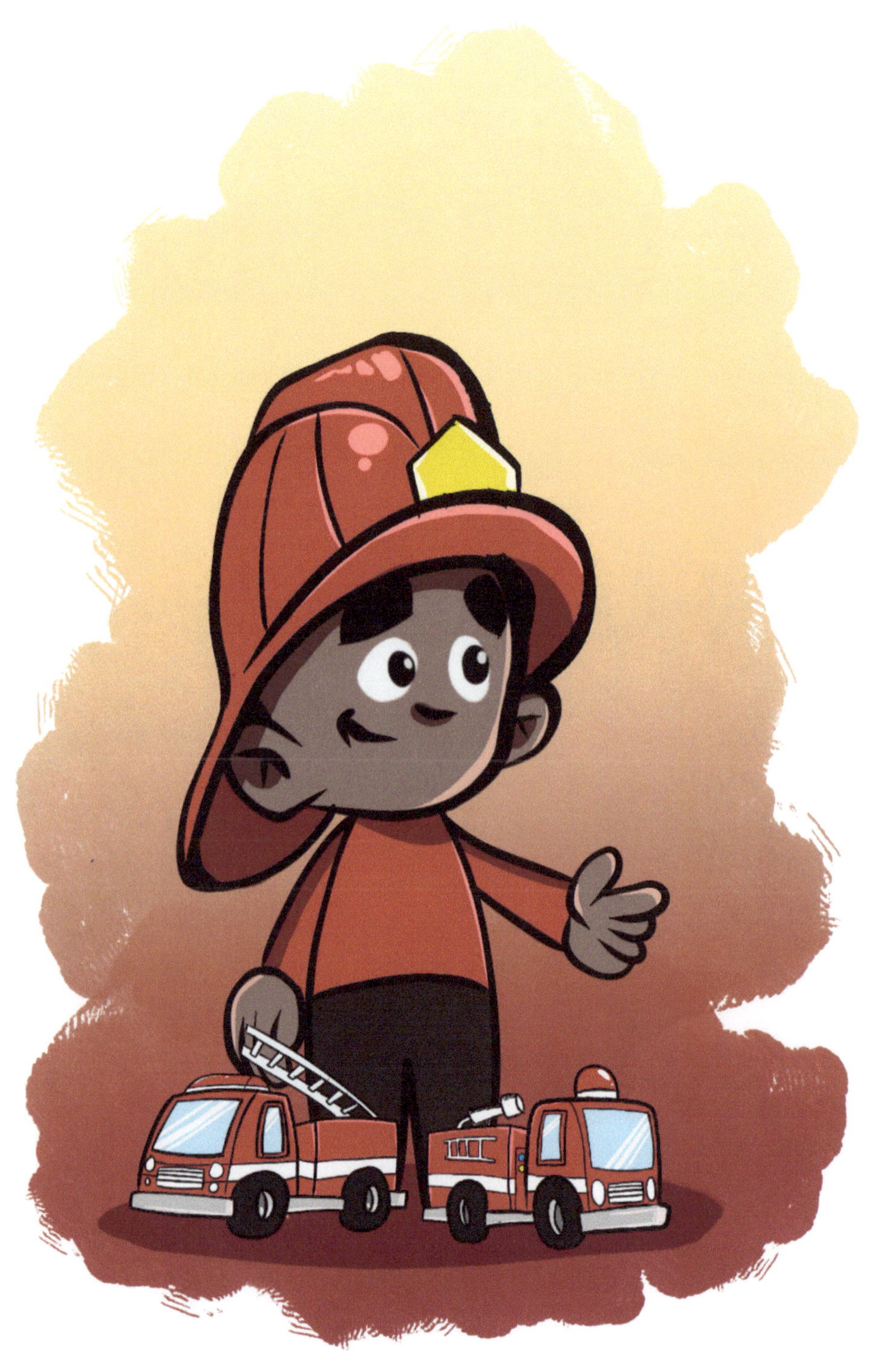

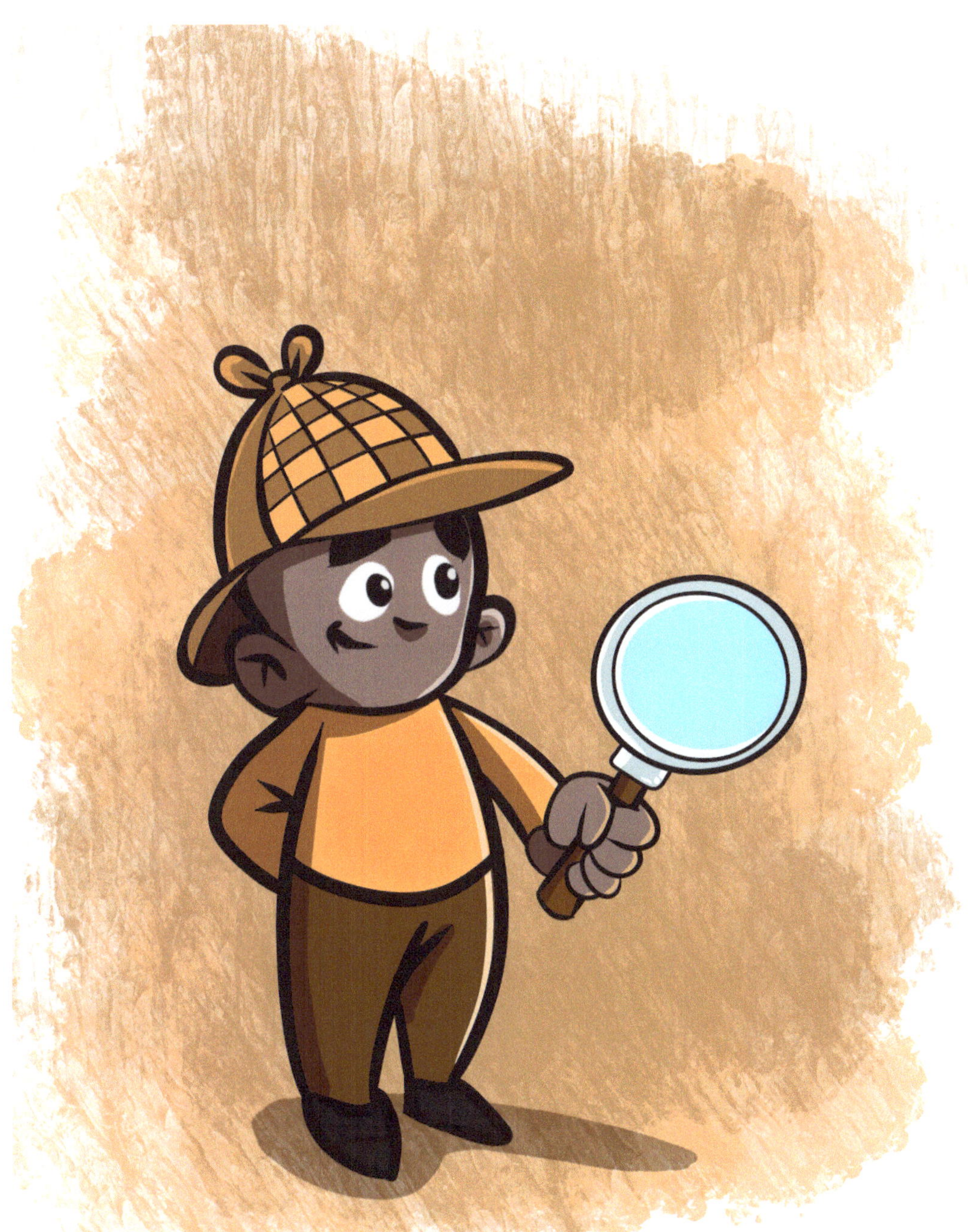

La mamá de Joey explicó que su papá
tenía un "cerebro de quimioterapia"
cuando los artículos se extraviaban.
Entonces, Joey se puso su sombrero de
detective y ayudó a su padre a encontrar
los artículos que faltaban.

Cuando el padre de Joey tenía sus días buenos, les encantaba usar sombreros mientras veían a su equipo favorito o hacían otras cosas divertidas.

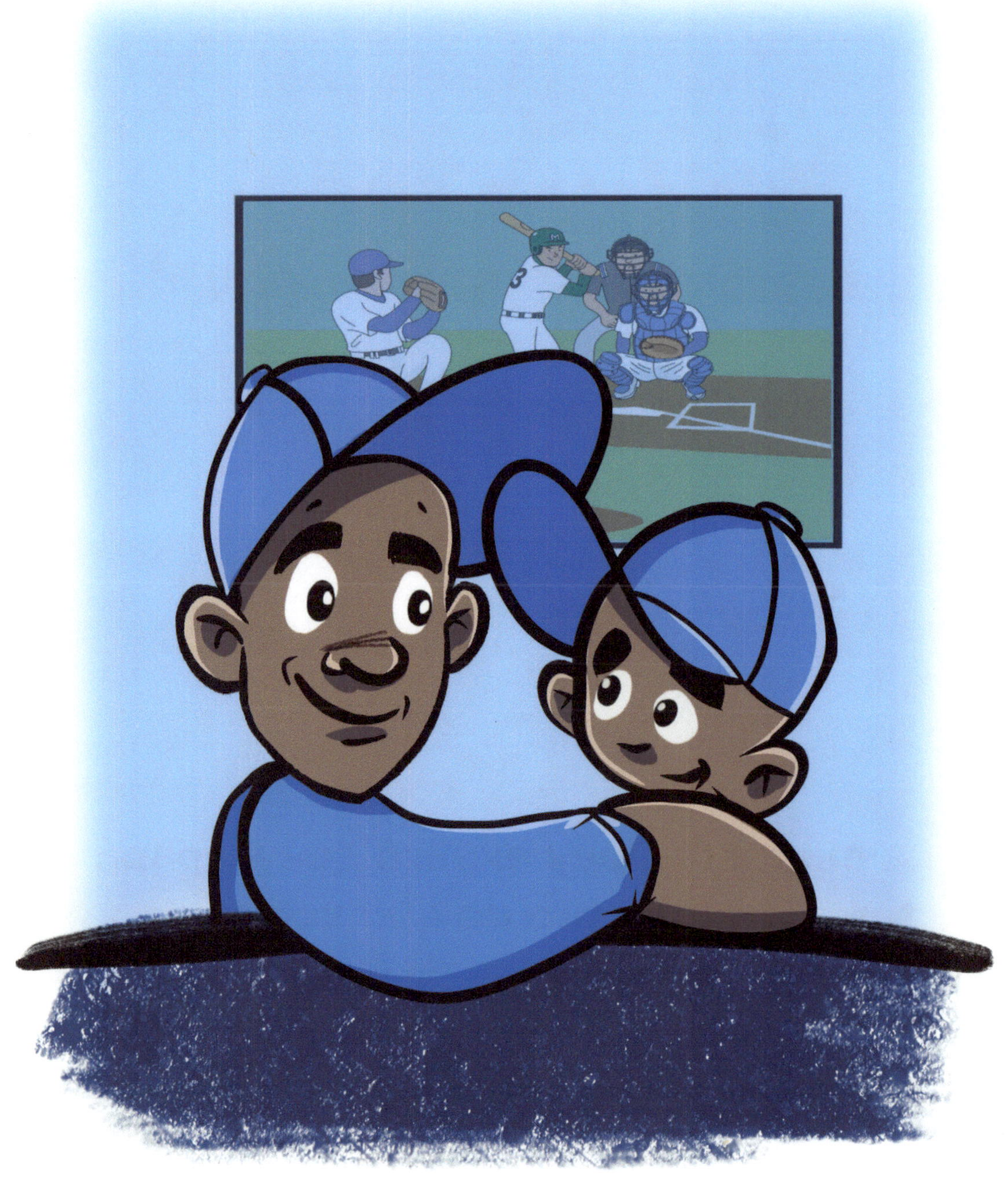

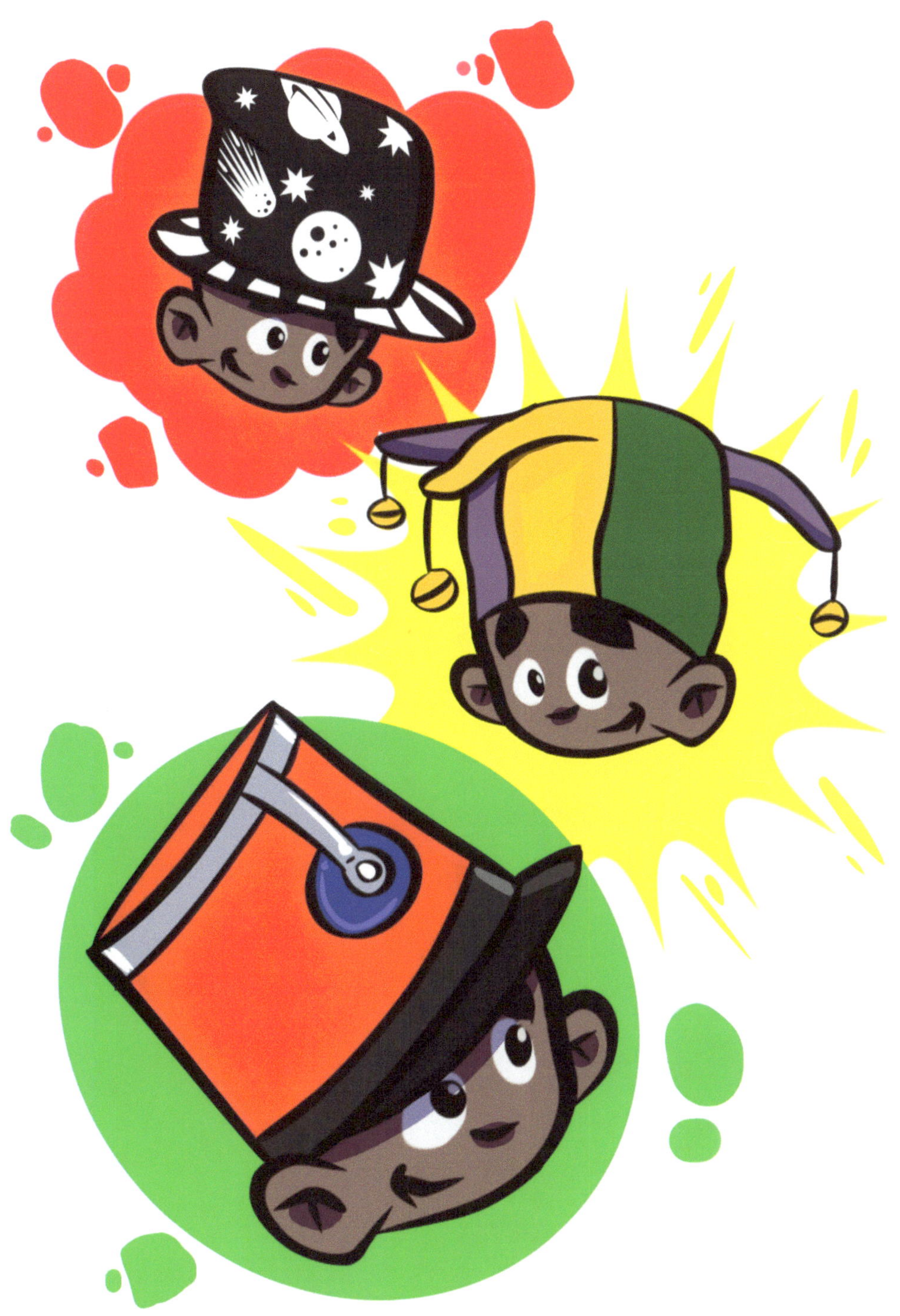

Usar sombreros de su colección hizo que ambos se sintieran bien. El padre de Joey sonreía cada vez que veía a Joey con sus sombreros.

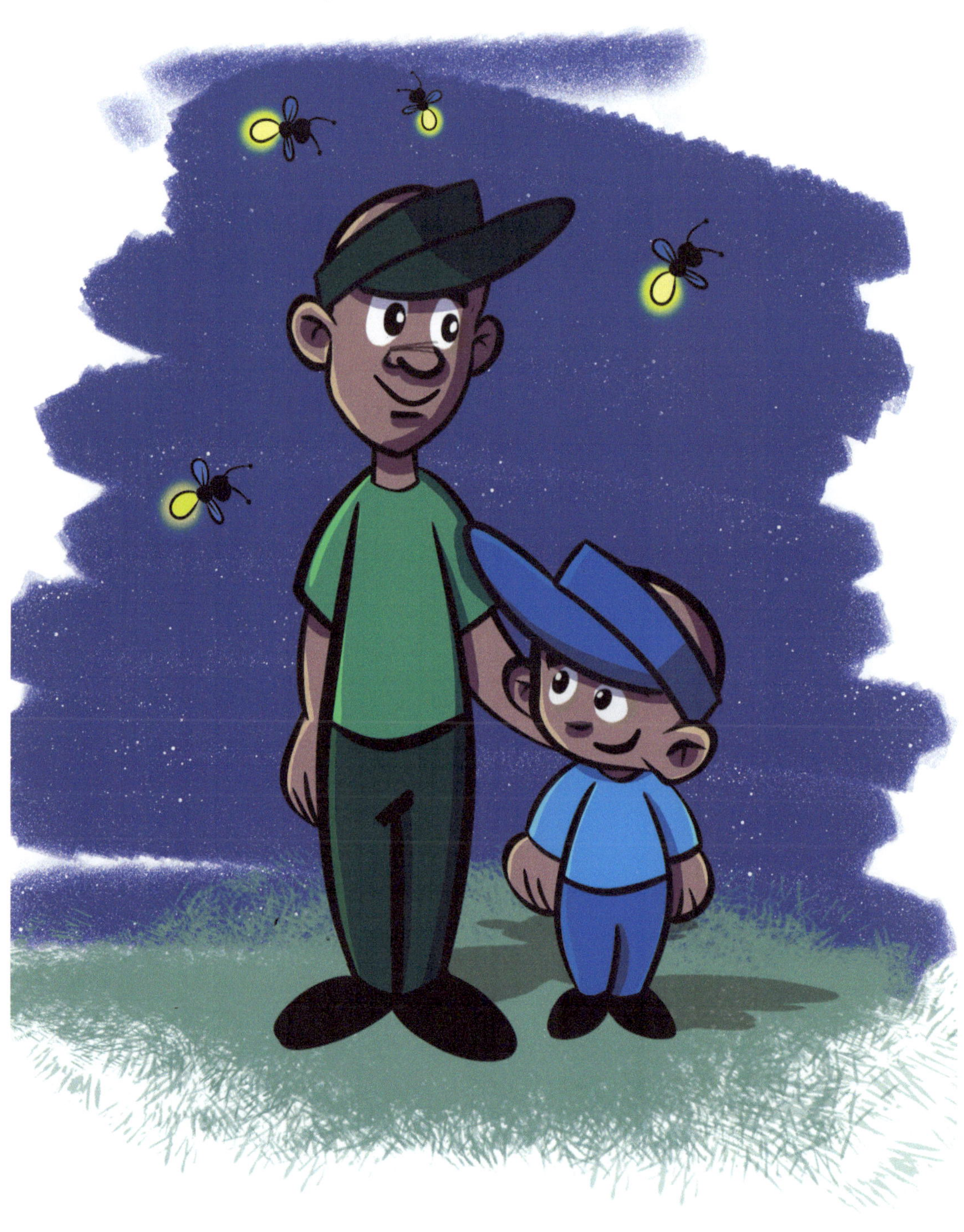

A veces, salían a dar un paseo, o su padre
veía a Joey jugar y atrapar luciérnagas.

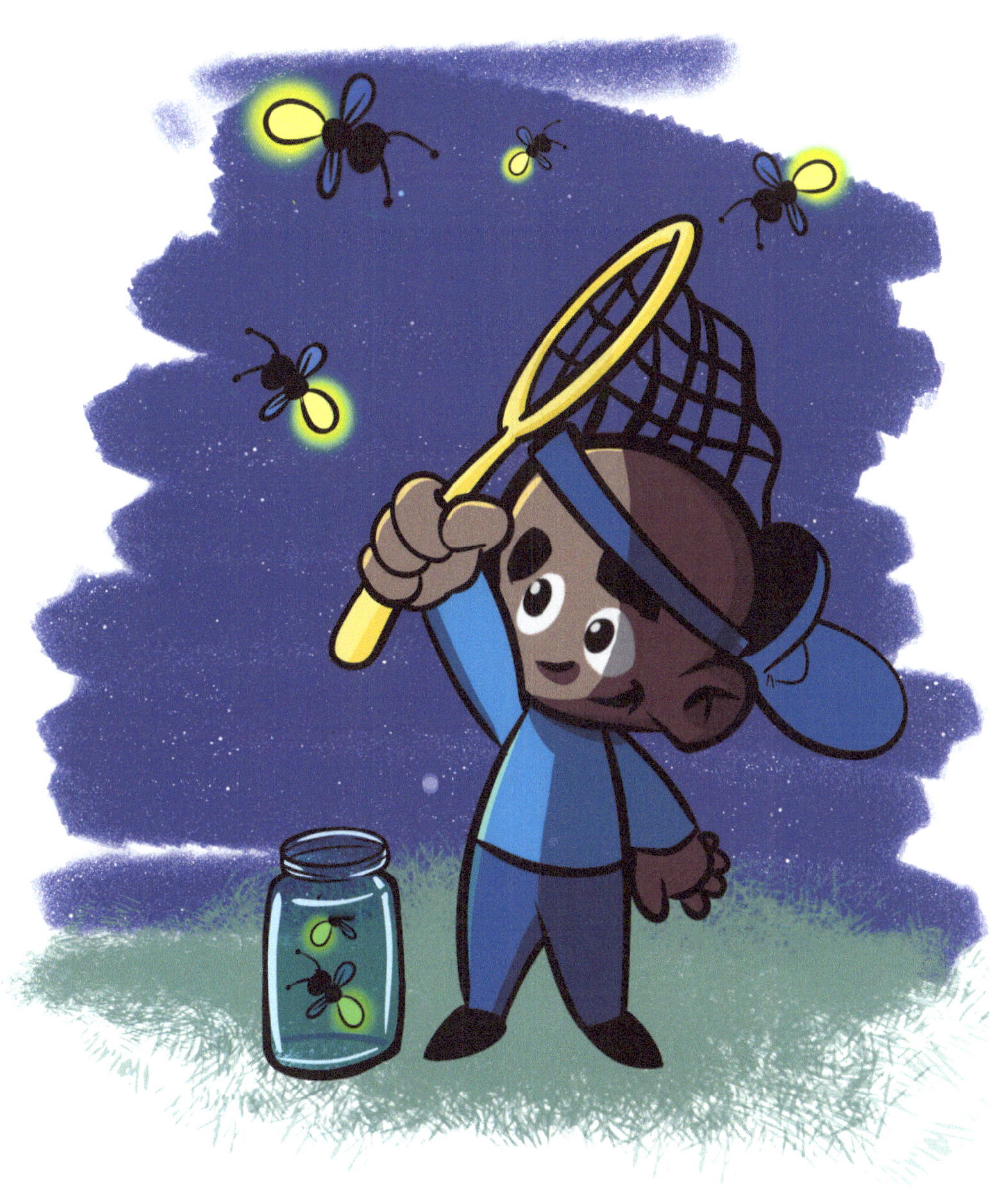

La mamá de Joey le dijo que su papá pronto terminaría la quimioterapia. Estaba feliz de que su papá comenzara a sentirse mejor.

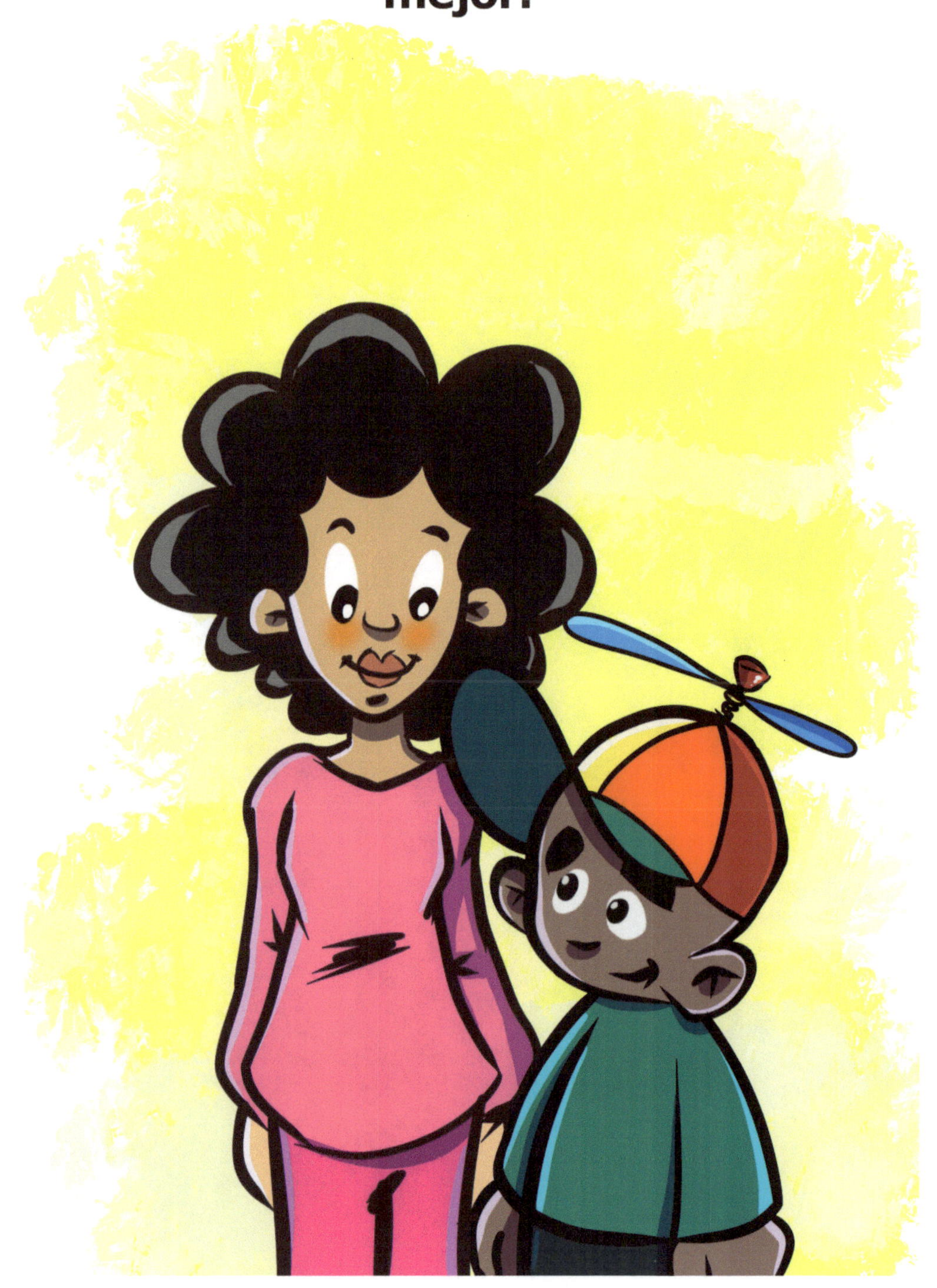

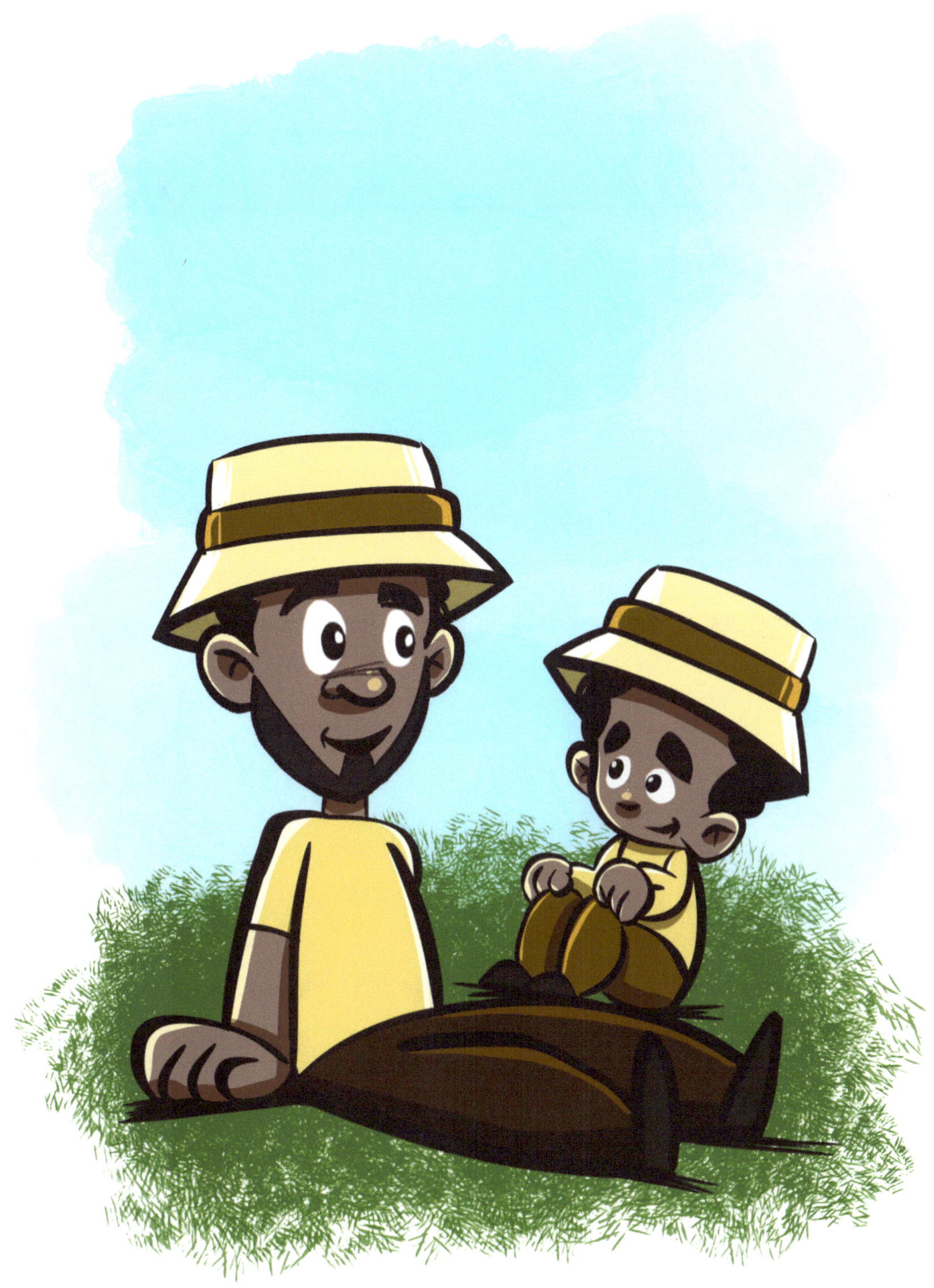

Semanas después de sus tratamientos de quimioterapia, Joey y su padre se dejaron crecer el cabello y buscaron más sombreros.

CONTINUANDO LA CONVERSACIÓN

Enfrentar el cáncer es una de las luchas más desafiantes emocionalmente. Pero recuerda que no estás solo. Hay apoyo en línea, centros oncológicos, grupos de apoyo, la Sociedad Americana del Cáncer, St. Jude y otros sitios web sobre el cáncer que analizan cómo informar a los niños de todas las edades sobre el cáncer y los tratamientos. Nunca es fácil tener una conversación con los niños cuando los adultos tienen dificultades para lidiar con el cáncer. Sin embargo, los niños son perceptivos y sienten que algo anda mal.

Antes de los tratamientos:
1. Busca un momento de tranquilidad en el que no haya interrupciones.
2. Si necesitas apoyo, busca a alguien que esté ahí cuando hables con él.
3. Trate de mantener los términos precisos y brinde información apropiada para la edad. Hable sobre cualquier pregunta que puedan tener.
4. No tengas miedo de decirles que no sabes la respuesta.
5. Escucha y sé honesto.

Sugerencias adicionales:
1. Después del COVID-19, los niños pueden tener miedo de que el cáncer sea contagioso, especialmente si una persona que está en tratamiento usa una mascarilla. El cáncer no es contagioso. No puedes contagiarte al abrazarlos, tocarlos o estar cerca de ellos.
2. Las rutinas cambiarán. Explique cómo son esos cambios para la familia. A veces, no lo sabes, pero hazles saber cuáles es lo que podrías conocer.

Ejemplos: cambios de comida, deportes y actividades al aire libre, cuidado posterior, alguien más que los deja en la escuela y visitas o vacaciones canceladas.

3. Explique el tratamiento y los efectos secundarios para que los niños sepan qué esperar. No dejes que el niño piense lo peor porque no entiende.

4. Los niños observarán cómo lo manejan los adultos que los rodean. Actividades como caminar ayudan a desestresarse y a sentirse mejor emocionalmente. Nota: El cáncer y los tratamientos son difíciles, así que no tenga miedo de pedir apoyo externo.

5. Más adelante en el tratamiento, pueden tener preguntas, retraerse o tener arrebatos emocionales. Pregúntales cómo les va en el camino. Si tiene miedo de compartir sus emociones contigo, no te lo tomes como algo personal, sino busca a alguien con quien hable sobre sus sentimientos.

6. Deje que los adultos en sus vidas sepan lo que está sucediendo para que tengan apoyo adicional. A veces, los niños tienen miedo de agobiar a sus seres queridos con sus sentimientos. Saben que ya están tristes y emocionados. Algunas sugerencias incluyen a los maestros, consejeros académicos, organizaciones religiosas y entrenadores del niño.

7. Durante este tiempo, incluya a los niños. A los niños que les gusta ayudar con pequeñas cosas como llevar agua, hacer bocadillos y dibujos que se pueden colocar junto a la cama o el refrigerador. En los días buenos, siéntese y vea programas con ellos, siéntese en el patio trasero viéndolos jugar o camine un poco hasta la señal de alto y de regreso.

8. Con los avances de la medicina, el cáncer no significa que sea una sentencia de muerte. Una persona no sabe de qué lado de las estadísticas estará. Sin embargo, cambia tu vida en el futuro.

CELEBRAR

Celébralo con tus seres queridos. Celebre que hayan completado sus rondas de quimioterapia. En cada hito del año (1, 5, 10, 15 años) Celebre. Haz algo especial, ve a cenar, haz una fiesta. No importa cómo celebres, solo CELEBRA!!!

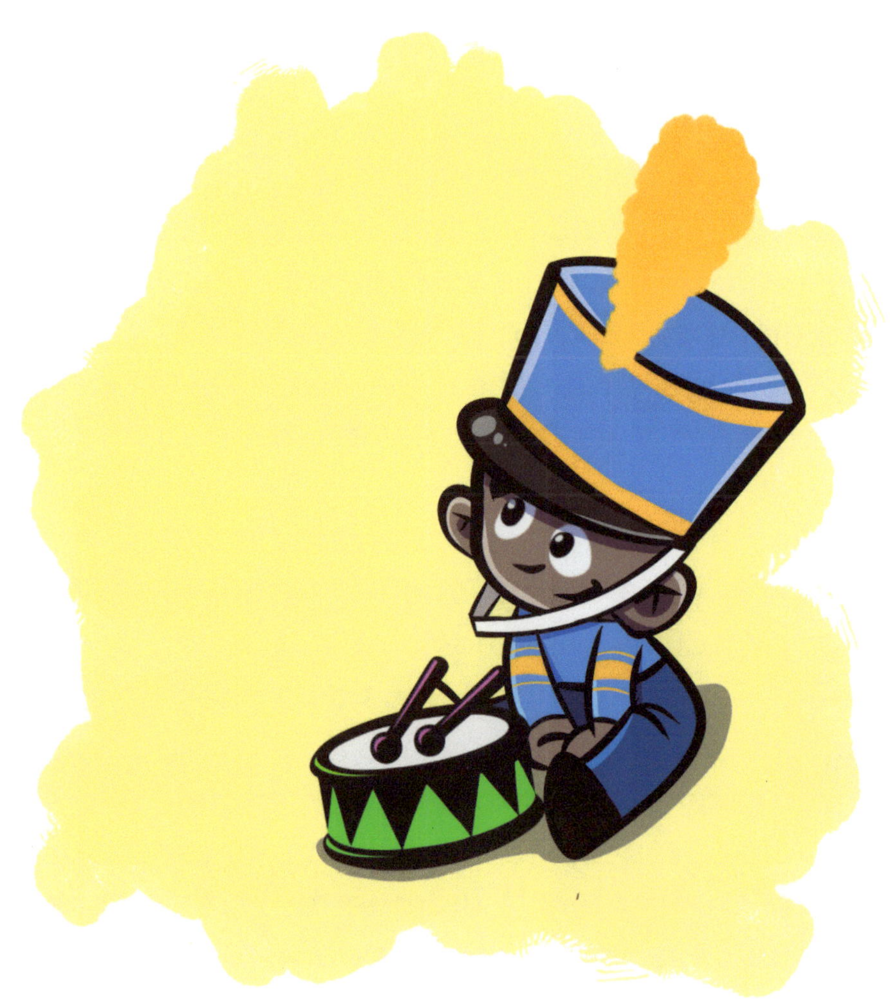